DE L'ASTHME

ET DE

SON TRAITEMENT

PAR

LE Dr HUGUES CLÉRY

Grand Officier
et
Commandeur de divers ordres,
Membre correspondant de l'Académie royale de médecine
de Palerme, etc.

PARIS

P. ASSELIN, ÉDITEUR,

LIBRAIRE DE LA FACULTÉ DE MÉDECINE DE PARIS.

1877

DE L'ASTHME
ET
DE SON TRAITEMENT

PARIS. — Imprimerie Ch. Unsinger, rue du Bac, 83.

DE L'ASTHME

ET DE

SON TRAITEMENT

PAR

LE DOCTEUR HUGUES CLÉRY

Grand Officier
et
Commandeur de divers ordres,
Membre correspondant de l'Académie royale de médecine
de Palerme, etc.

PARIS

P. ASSELIN, ÉDITEUR,

LIBRAIRE DE LA FACULTÉ DE MÉDECINE DE PARIS.

1877

A L'ILLUSTRE

PROFESSEUR CAUMIZZARO,

Sénateur du royaume d'Italie,
Membre du Conseil supérieur de l'Instruction publique,
Professeur de chimie à l'Université de Rome, etc.

Hommage respectueux de ma plus profonde estime et de ma haute considération.

Hugues CLÉRY.

L'asthme est une des maladies sur lesquelles on a le plus écrit et dont la nature ait donné naissance au plus grand nombre de théories.

En dépit des progrès remarquables faits en ces dernières années par l'anatomie pathologique et la physiologie expérimentale, il reste encore sur l'essence propre à cette affection, sur les organes qu'elle affecte, sur ses causes, ainsi que sur son traitement, bien des points obscurs; nous n'avons pas, dans ce travail, la prétention de les élucider tous. Notre but est plus modeste :

Nous voulons simplement résumer l'état actuel de la science, en ce qui concerne l'asthme, et faire en même temps connaître le résultat de nos propres recherches relatives à sa thérapeutique.

H. C.

DE L'ASTHME

ET

DE SON TRAITEMENT

HISTORIQUE — NATURE — DÉFINITION

La gêne de la respiration est un phénomène si commun, et surtout si apparent, qu'il dût éveiller de bonne heure l'attention des médecins observateurs et solliciter leur étude ; aussi, l'asthme, dont cette gêne est un des symptômes les plus caractéristiques, est une des maladies les plus anciennement connues.

Toutefois l'asthme a été bien longtemps confondu avec toutes les dyspnées, et, fait remarquable, on peut, dans les écrivains de la plus haute antiquité, retrouver en germe des théories qui, révêtant, bien des siècles plus tard, une forme scientifique, se trouvent être au niveau de nos connaissances actuelles.

Hippocrate et Galien attribuent l'asthme à la présence de mucosités pituiteuses, épaisses, qui oblitèrent les bronches.

Aretée, Asclépiade, Avicenne et Paul d'Egine adoptent les opinions d'Hippocrate et de Galien, en les compliquant de l'hypothèse de la migration des humeurs.

Celse regarde l'étroitesse de l'arbre aérien comme la cause ordinaire de l'asthme. Van Helmont et Willis, ne pouvant expliquer avec l'ancienne théorie certains accès de dyspnée qui se terminent sans expectoration immédiate, admettent que l'asthme est une maladie essentiellement nerveuse. Van Helmont l'appelle l'*épilepsie du poumon.* Cette dernière opinion fut adoptée par Boerrhave, Hoffmann et Cullen.

En 1658, Reisessen ayant découvert les fibres musculaires des tuyaux bronchiques, attribua à ces fibres la contraction normale ou pathologique des bronches, et crut ainsi avoir découvert la cause de la dyspnée asthmatique.

Cette théorie séduisit successivement Laënnec, Cruveilhier, Bégin, Lefèvre, et il n'y a pas encore bien longtemps qu'elle était soutenue avec talent par Valleix, Grisolle, Monneret, Trousseau, etc., qui estimaient que le spasme est la base fondamentale de tout asthme.

En 1818, Rostan ayant vu mourir à la Salpêtrière de nombreux asthmatiques, en pratiqua l'autopsie, et, ne trouvant que des affections cardiaques : « L'asthme n'existe pas, dit-il, et tous les symptômes de cette prétendue maladie sont symptomatiques d'une lésion du cœur ou des gros vaisseaux (1). »

(1) *Nouveau journal de médecine*, 7 septembre 1818.

Rostan en était arrivé ainsi à nier l'*essentialité* de l'asthme. Cette opinion avait été, du reste, émise, avant lui, par Morgagni, Pison, Lieutaud et Corvisart.

En 1825, dans un remarquable travail sur l'emphysème, Louis regardait cette maladie comme la cause de l'asthme, tout en reconnaissant que ces deux affections peuvent exister indépendamment l'une de l'autre. L'emphysème, dans l'asthme est, dit-il, consécutif aux efforts violents que provoquent les accès (1). La même lésion, ainsi que le fait judicieusement observer M. le docteur Guéneau de Mussy, se produit après certaines affections pulmonaires où la violence de la toux (comme dans la coqueluche, le catarrhe suffocant, etc.), a déterminé la distension et la déchirure des vésicules pulmonaires (2). Cette théorie fut pendant assez longtemps en crédit.

En 1840, Beau, reprenant la théorie de Laënnec, soutient avec autant de talent que de conviction, que l'asthme a pour cause la bronchite. Pour lui, l'accès d'asthme est une dyspnée produite par des sécrétions de la muqueuse respiratoire, retenues dans les petites bronches et qui s'opposent à la sortie libre de l'air. Cet air, arrêté dans ces cavités, et refoulé par les efforts considérables déployés pendant l'accès, dilate les vésicules pulmonaires et donne lieu à l'emphysème. En résumé, selon Beau, l'asthme serait une bronchite intermittente, passagère, jusqu'au moment

(1) *Mémoire sur l'asthme*, 1825.
(2) *Clinique médicale*, tome Ier, 1874.

où des lésions graves de la texture pulmonaire établissent la continuation de la dyspnée (1).

Voici, en outre, ce que le savant médecin de la Charité écrivait, en 1856, dans son *Traité sur l'auscultation :*

«...La cause nécessaire de l'asthme n'est donc qu'un « catarrhe bronchique à râles vibrants. Quant à ce « catarrhe, il dépend positivement, et dans la grande « majorité des cas, d'un refroidissement; mais sa « production est singulièrement favorisée par une « disposition héréditaire ou une idiosyncrasie parti- « culière au sujet. Par suite de ces differentes cir- « constances productrices, la membrane muqueuse « des bronches se trouve pathologiquement transfor- « mée en un organe de sécrétion, et la sécrétion du « mucus obstruant s'opère ensuite sous l'influence « des causes les plus diverses. Un changement d'air « et de climat, la respiration de certaines poussières, « des aliments ou des boissons de différentes natures, « des fatigues physiques ou morales, la suppression « d'un exanthème, la rétrocession de la goutte, une « dyspepsie, etc., suffiront pour amener la sécrétion « plus ou moins immédiate du mucus bronchique « ou, autrement, pour déterminer une attaque « d'asthme. »

Quoique présentée en termes aussi formels, la théorie de Beau fut combattue très-vivement, et en particulier, avec beaucoup de talent, par M. Guéneau

(1) *Examen des théories sur la production de l'asthme par le spasme et par la rétention du mucus bronchique.*

de Mussy (1), dont on nous permettra de reproduire quelques-uns des arguments :

« ..... Souvent, dit l'éminent médecin de l'Hôtel-« Dieu, l'asthme débute soudainement avec une in-« tensité extrême, et il peut disparaître avec la même « rapidité : une émotion morale peut en amener l'in-« vasion ; d'autres fois, il peut être provoqué par le « séjour ou seulement le passage dans une atmo-« sphère enfumée, par une odeur, par l'obscurité, « par certaines influences météorologiques, par cer-« taines conditions d'altitude, d'humidité, de tempé-« rature, inoffensives pour tout autre que pour « l'asthmatique ; il est souvent périodique dans le « retour de ses attaques, périodique dans ses accès, « ou du moins dans ses paroxysmes. Ses causes, sa « marche, la violence même des troubles fonction-« nels, si disproportionnés, dans l'immense majorité « des cas, et aux lésions appréciables, et à la gravité « de la maladie, offrent tous les caractères d'une né-« vrose. »

« L'élément nerveux domine tous les autres, il est « le phénomène initial et quelquefois il se montre « seul. Il n'est pas rare de rencontrer des asthma-« tiques qui n'ont ni emphysème ni bronchite, et qui « ont cependant des accès d'une horrible violence. « Laënnec avait déjà signalé ces faits : ils démontrent « l'inanité de ces théories qui voulaient faire de « l'asthme la conséquence et la manifestation de

(1) *Clinique médicale*, tome Ier, 1874.

« l'emphysème, d'une bronchite ou d'une lésion car-
« diaque. »

Il nous paraît, en effet, certain que cette lésion n'est, aussi bien que l'emphysème, que la conséquence de l'asthme qui, très-souvent, vient compliquer une bronchite, ou pour mieux dire, une congestion de la muqueuse bronchique.

Ainsi, nous nous trouvons aujourd'hui, comme aux temps de Galien et de Celse, — ou pour mieux dire de Senner et de Rivière, — en présence de deux doctrines: la première qui ne voit dans l'asthme qu'une bronchite, et la seconde qui considère cette maladie comme n'étant qu'une névrose.

C'est vers cette dernière que penche actuellement la grande majorité des médecins. Mais, comme l'a très-justement observé le docteur Payot (1), si l'accord est près de s'établir sur ce point fondamental, des dissidences renaissent sur bien des points secondaires. Ainsi, tandis que Valleix, Théry, Salter et la plupart des auteurs classiques admettent la contraction des muscles de Reisessen, M. le professeur Sée nie l'importance de ce phénomène et formule une autre théorie. Selon lui, l'argument physiologique invoqué en faveur de la doctrine du spasme peut se résumer ainsi: les fibres musculaires des bronches sont contractiles; en se contractant, elles rétrécissent le calibre des tuyaux bronchiques: de là, la difficulté de l'entrée de l'air

(1) *De l'asthme*, in-4°. Paris, 1867.

dans les poumons et la dyspnée caractéristique. Ce rétrécissement diminuerait nécessairement la quantité d'air inspiré... Or, l'on sait que le poumon est manifestement distendu. Il y aurait donc là une hérésie clinique. Aussi M. le professeur Sée se hâte-t-il d'ajouter que cette hérésie est greffée sur une interprétation forcée de l'expérimentation physiologique. La doctrine du spasme serait donc, d'après ce savant, la négation même des lois de la physiologie aussi bien que des faits cliniques (1).—Ce qui ne peut être admis.

Dans un article publié récemment par le *Dictionnaire des sciences médicales*, le professeur Parrot ne reconnaît pas l'existence du spasme que l'on ne peut *voir*, ni *entendre*, ni *saisir* d'aucune façon ; il déclare que l'action intime de l'élément nerveux dans le processus asthmatique nous est encore inconnue.

« L'ensemble des particularités que présente l'at-
« taque asthmatique, dit M. Parrot, fait inévitable-
« ment penser à l'intervention capitale de l'action de
« la substance nerveuse. Les travaux des physiolo-
« gistes modernes nous ont appris, en effet, que le
« système nerveux préside aux sécrétions, qu'une
« glande à laquelle on supprime ses nerfs est un
« organe frappé de stérilité, que le travail de la glande
« s'accompagne de sa turgescence vasculaire. Tout
« cela est incontestable; on doit en induire qu'une
« sécrétion apyrétique, constatée en dehors de l'op-

(1) *Nouveau dictionnaire de médecine et de chirurgie pratiques*, article *asthme*

« portunité physiologique, sous forme d'accès débu-
« tant et finissant d'une manière brusque, et sans
« qu'une lésion préexistante de la glande en soit l'o-
« rigine première, constitue un trouble nerveux. Fai-
« sant de l'application de ces données l'objet de notre
« étude, et attribuant aux phénomènes qui se pas-
« sent du côté des bronches, leur véritable significa-
« tion, nous ne craignons pas de dire qu'il constitue
« *une attaque de nerfs de nature sécrétoire.* »

« Quels sont les organes nerveux qui entrent ici en
« jeu ? Toute réponse catégorique à cette question
« serait aujourd'hui prématurée ; mais on pense tout
« d'abord au nerf vague et au grand sympathique,
« puisqu'ils fournissent au poumon son élément ner-
« veux. »

Pour le professeur Jaccoud, il n'y a aucune hésitation à avoir : l'asthme est une *névrose essentielle* constituée par des *accès de dyspnée qui résultent de la convulsion des muscles inspirateurs et des muscles bronchiques.* Voici quel serait, d'après ce savant, le trajet de l'impression excitante : Partant d'un point de la périphérie du nerf vague (les rameaux laryngés exceptés) ou de l'un des nerfs qui lui sont unis par association fonctionnelle ou originelle (olfactif, trijumeau, sympathique), l'impression arriverait dans la moelle allongée au centre régulateur des mouvements respiratoires, d'où elle serait réfléchie comme excitation motrice centrifuge sur le groupe des muscles inspirateurs. L'expérimentation démontre, dit-il, que la poitrine est alors immobilisée dans la phase d'inspiration, c'est-à-dire que le thorax est dilaté et le diaphragme abaissé au maximum de contraction. Lorsque l'excitation bulbaire faiblit, les muscles se relâchent et une expiration passive a lieu par rétrécissement de la cavité et retrait élastique des poumons ; ou bien une respiration active et exécutée par les muscles expirateurs, si l'excitation gagne la sphère du laryngé supérieur, dont l'action est antagoniste de celles des autres rameaux du nerf vague. La cessation de la stimulation anormale ou l'épuisement, amènerait le rétablissement des respirations qui, d'abord précipitées, se ralentiraient ensuite pendant quelques instants (1).

Quant au *spasme des petits muscles bronchiques*, la physiologie expérimentale ne fournit aucune donnée qui autorise à admettre son existence.

En résumé, l'asthme est pour M. Jaccoud, un *spasme de l'inspiration par excitation centrifuge du nerf vague.*

Quant à nous, et en présence de ces opinions diverses et si contradictoires, nous ne considérerons, pour définir l'asthme, que les phénomènes cliniques qu'il présente, et nous dirons :

L'asthme est une affection apyrétique caractérisée par l'apparition irrégulière d'accès de suffocation, ordinairement suivis d'une expectoration plus ou

(1) *Traité de pathologie interne*, tome Ier, 1870.

moins abondante et se compliquant à la longue d'emphysème pulmonaire et de lésions cardiaques.

ANATOMIE PATHOLOGIQUE

L'asthme semble n'avoir pas de lésions qui lui soient propres. Les seules que l'on constate, et encore font-elles fréquemment défaut, ne sont que des effets ou des coïncidences de la maladie; elles n'en constituent point le caractère anatomique. Tels sont l'emphysème pulmonaire, le catarrhe bronchique et les lésions du cœur ou de l'aorte.

Andral et Bérard ont rencontré quelquefois des altérations dans les nerfs pneumogastriques et diaphragmatiques, mais la présence de ces altérations est si rare, qu'il n'est pas permis d'en tirer une déduction précise.

Il y a quelques semaines, M. Gueneau de Mussy présentait à l'Académie de médecine des pièces pathologiques tendant à démontrer que la coqueluche est due à une tuméfaction des ganglions trachéo-bronchiques exerçant une compression sur le pneumogastrique. Or, il est des praticiens, et M. le professeur Jaccoud est, si nous ne nous trompons, de ce nombre, qui rapprochent l'asthme de la coqueluche; c'est là un point sur lequel nous croyons devoir appeler l'attention des anatomo-pathologistes. Peut-être qu'en dirigeant leurs recherches dans le sens indiqué par M. Gueneau de Mussy, trouveront-ils dans l'asthme une altération analogue à celle qui a été constatée dans la coqueluche (1).

(1) *Compte rendus de l'Académie de médecine.* Séance du 9 janvier 1877

SYMPTOMATOLOGIE

On voit, d'après ce que nous venons de dire, que l'asthme est une affection morbide entièrement indépendante des lésions pulmonaires ou cardiaques qui l'accompagnent fréquemment, mais sans jamais la produire.

La division que l'on s'est efforcé d'établir en *asthme essentiel* et en *asthme symptomatique* n'a donc pas de raison d'être.

Ce qui va suivre ne s'appliquera qu'à l'asthme essentiel, puisqu'en parlant de la nature de cette maladie, nous avons déjà indiqué les affections consécutives auxquelles il pouvait donner naissance. Nous aurons, du reste, l'occasion de dire plus loin, quelques mots des complications morbides que souvent cette affection présente.

Le premier accès d'asthme se déclare parfois brusquement, plus fréquemment durant la nuit que pendant le jour. Pourtant, comme le fait justement observer Joseph Franck, il n'est pas sans exemple qu'il arrive le jour (1). Il ne se déclare point d'une façon aussi soudaine que l'ont prétendu certains auteurs. Chez un très-grand nombre de sujets, il y a des prodromes, très-variables, du reste, quant à leur durée et quant à leur manifestation. Les uns éprouvent une saveur particulière dans la gorge, les autres un titillation du larynx et de la trachée, un picotement très-vif dans les narines et les oreilles, du coryza, de la pesanteur de tête, etc. Un certain nombre d'entre eux éprouvent une distension flatulente de l'estomac, avec éructations et météorisme, des baillements, un flux abondant d'urines pâles et limpides, une irascibilité insolite, de la lassitude, parfois même de légers troubles de l'intelligence. Ces accidents précèdent l'accès de quelques minutes seulement, et peuvent également se déclarer dans le courant de la journée et durer plusieurs heures.

Comme nous l'avons dit plus haut, les accès surviennent, — sauf en quelques exceptions, — durant la nuit, de dix heures du soir à deux heures du matin. On a cherché à expliquer cette préférence; les uns l'ont attribué à la stase sanguine due, dans le décubitus dorsal, à la déclivité du poumon, les autres aux modifications imprimées par le sommeil au système nerveux. Aucune de ces explications n'est acceptable; il est, du reste, des faits qui en démontrent le peu de valeur ; ainsi le professeur Sée raconte l'histoire d'un

(1) *Pracx, medic. prœcept.*

gardien de nuit, asthmatique, qui ne se couchait habituellement qu'à sept heures du matin et qui éprouvait ses accès de quatre à six heures, alors qu'il était encore à l'état de veille.

En somme, le caractère nocturne de l'asthme reste inexpliqué.

Le malade s'est endormi comme d'habitude, mais son sommeil est agité par une sorte de malaise contre lequel il cherche à réagir en changeant de position. Après quelques instants de cette lutte inconsciente, il est brusquement rendu à lui-même par un sentiment de compression et de resserrement de la poitrine. S'il se trouve encore dans une position horizontale, il est obligé de la quitter aussitôt pour en prendre une verticale, il se lève précipitamment et, même par les froids les plus intenses, il se hâte d'aller ouvrir les fenêtres de sa chambre. Il est pris, en un mot, d'une « immense soif d'air, » d'un impérieux besoin de respirer, et tous ses efforts tendent vers ce but. Cependant, — comme si tout devait être singulier et contradictoire dans cette maladie, — Heberden relate l'observation de deux malades qui se trouvaient soulagés quand ils s'approchaient d'un feu ardent : « *Aer frigidior plerisque solatio esse consuevit*; *novi tamen asthmaticum, unum et alterum, quos juvabat accedere ad ignem luculentum, quoties morbus urgeret.* »

Dès le début de l'accès, la face devient tantôt pâle, tantôt colorée ; souvent elle présente alternativement les deux aspects. Les yeux sont saillants et cette saillie, que l'on remarque, même pendant l'intervalle des accès, chez les individus depuis longtemps asthmatiques, devient, lorsqu'elle n'est pas congéniale, ainsi que le fait remarquer J. Franck, un signe qui peut servir à caractériser l'asthme. Le malade, ainsi que nous l'avons dit, éprouve un besoin impérieux de respirer un air libre et frais, et, instinctivement il s'accroche à tout ce qui peut lui offrir un appui résistant, de façon à ce que les bras, devenant ainsi des leviers solides, agissent sur les côtes et les dilate. La parole est alors embarrassée ; il se manifeste des spasmes, des mouvements convulsifs dans les muscles dilatateurs des parois thoraciques, dans ceux de l'abdomen, jusque dans le diaphragme. Celui-ci est même refoulé d'au moins deux travers de doigt, en entraînant avec lui le poumon, comme on peut s'en convaincre par la percussion; de tous les « organes des phénomènes mécaniques de la respiration, » comme les nomme l'illustre Bichat, il est même le seul à agir et à agrandir le diamètre vertical de la cavité thoracique. La tête se renverse en arrière, l'immobilise pour servir de point d'appui aux splénius, aux scalènes, aux trapèzes, et les transforme en muscles inspirateurs. Ceux-ci entrent alors en contraction, élèvent les côtes, soulèvent les omoplates, *sicut alas*, pour nous servir de l'expression de Lieutaud. Tous ces muscles, en un mot, concourent à fixer les épaules et à faciliter la dilatation de la poitrine. L'expiration est beaucoup plus pénible que l'inspiration. Celle-ci est lente, tardive, prolongée jusqu'à cinq fois plus qu'en l'état de santé habituel, et elle s'accomplit, selon la remarque de Salter, suivant un mécanisme particulier et caractéristique. L'inspiration est rapide, brève, pénible, bruyante et n'atteint pas son nombre normal, quoique le contraire ait été affirmé par Willis (*respiratio anhelosa et creba*), par Boerhave, (*fréquens, molesta, sibilosa respiratio*) et par bien d'autres observateurs qui avaient certainement confondu l'asthme avec d'autres dyspnées symptomatiques.

La toux, ordinairement fréquente, n'est jamais, au commencement de l'accès, accompagnée d'expectoration. Avant qu'elle s'établisse, se produit la période d'excitation dont nous venons de parler, et durant laquelle la suffocation paraît tellement imminente que l'on a peine à concevoir que des accidents aussi effrayants puissent cesser en quelques heures sans laisser plus de traces après eux. L'expectoration est nulle dans quelques cas très-rares, mais, le plus souvent, elle se produit après une toux pénible et sèche. La matière fournie par cette expectoration est toujours visqueuse et adhérente : elle a été très-justement comparée à du blanc d'œuf ou à une solution de gomme adragante. Quelquefois, on la trouve striée de lignes noires ou sanguinolentes. Examinée au microscope par Salter, cet habile observateur y a trouvé une matière transparente, diffluente, homogène, et un ensemble de corpuscules arrondis, polyédriques, mais sans noyau distinct et sans parois de cellules. Il y a rencontré encore de petites masses de formes très-diverses, mais qui, d'après leurs propriétés optiques, seraient de même nature que les corpuscules arrondis, et qu'il regarde comme étant des cytoblastes de très-rapide formation (1). M. le professeur Parrot ne croit pas que le mucus perlé et opalescent dont parle Salter soit propre aux asthmatiques, car, dit-il, on le trouve dans l'expectoration des personnes atteintes de laryngo-trachéite légère et très-limitée. M. Parrot est parvenu à démontrer dans les corpuscules polyédriques des noyaux et une paroi, ce qui les rapprocherait des éléments du pus, et il affirme que les masses plus volumineuses sont des cellules d'épithélium pavimenteux, infiltrées de granulations opaques, de graisse et de charbon (2).

A la percussion, on constate une résonnance exagérée de la poitrine. A l'auscultation, on reconnaît une diminution du murmure respiratoire, ce qui tient à l'emphysème concomitant ; enfin, on remarque sur quelques points une absence complète du bruit respiratoire, sans doute parce que, pendant l'accès, l'air n'arrive pas dans certaines fractions du poumon, par suite de l'occlusion des bronches et des vésicules. Il y a, du reste, sous ce rapport et d'un instant à l'autre, de très-grandes variations. En même temps, l'auscultation fait découvrir des râles nombreux, sibilants, ronflants d'abord, puis muqueux, bullaires, à

(1) *On asthma; its pathology and treatment.* Londres, 1860.

(2) Dictionnaire. *Loco citato*.

la fin de l'accès, quand l'exsudation bronchique a acquis une certaine intensité.

On entend aussi à distance, pendant l'expiration, un sifflement laryngo-trachéal, que les anciens regardaient comme le signe pathognomonique de l'asthme et que les Anglais ont appelé, avec assez de bonheur, *wheezing sound.*

Pendant l'accès, le pouls est d'une petitesse remarquable, inégal, irrégulier et un peu accéléré; ce n'est que vers la fin qu'il acquiert du développement. Le cœur bat quelquefois avec une violence extrême, mais ordinairement les pulsations en sont faibles et lentes.

Les veines prennent une teinte caractéristique; les jugulaires sont énormément distendues, et quelquefois on y constate, comme Beau (1) l'a prouvé, le phénomène du pouls veineux. Théry (2) a vu les labiales se distendre au point de se rompre et donner lieu à un écoulement sanguin assez considérable. Enfin, Corvisart a été témoin d'une ecchymose des paupières (3).

La chaleur du corps s'abaisse sensiblement, surtout du côté des extrémités, les pieds, les mains, le nez, les oreilles, et cependant les malades accusent une sensation de chaleur, ce qui a pu faire croire à une élévation de température. *Obscure incandescunt*, a dit Aretée.

(1) *Loco citato.*

(2) *De l'asthme.* Paris, 1859.

(3) *Essai sur les maladies du cœur et des gros vaisseaux.*

La face et la poitrine se couvrent de sueur, mais cette sueur ne reconnaît pour cause que les efforts que fait le malade pour respirer.

Du côté de l'estomac, on observe des troubles assez accentués. Comme nous l'avons déjà dit, ils précèdent parfois l'accès, et, dans tous les cas, ils se montrent pendant toute sa durée. Le malade se plaint d'une sorte de plénitude gastrique ; il a des éructations, et les intestins sont distendus par une quantité considérable de gaz. Cependant il n'y aurait pas là, selon M. le professeur Sée, une sécrétion anormale de gaz, comme on le pense généralement, mais un simple arrêt mécanique dû à la constipation ou au relâchement des parois abdominales.

Pendant l'accès, les oxydations sont suspendues, comme on peut s'en assurer en analysant les gaz expirés : le gaz carbonique a, en effet, remplacé complétement l'oxygène, et il figure dans l'expiration dans le rapport de 10 volumes pour 100. La disparition de l'oxygène ne saurait être due qu'au défaut d'absorption de ce gaz (1).

Notons enfin, en tant que phénomène nerveux, des congestions passives et passagères de l'encéphale qui peuvent précéder et accompagner l'accès.

En général, les asthmatiques ont, dans les premiers temps, une certaine crainte de la mort, tandis que plus tard, dit le docteur Théry, on remarque chez eux une sorte de résignation due à l'habitude du danger.

(1) *De l'asthme*, par le docteur Laraison. In-4°, Paris, 1869.

La durée de l'accès est très-variable : il peut cesser au bout de quelques minutes ou durer trois, quatre et même six heures. Quand il est sur son déclin, les symptômes diminuent d'intensité, le malade parle et tousse avec plus de facilité ; l'expectoration muqueuse devient abondante et annonce la détente générale et le calme qui doit la suivre. Ce calme permet au malade de se coucher et de prendre quelque repos. Ordinairement, l'asthmatique préfère s'appuyer sur les coudes, la tête entre les mains, et dormir dans cette position. Le pouls acquiert alors, plus de développement. La face revient presque à son état naturel, seulement elle reste légèrement bouffie ; l'urine, d'abord abondante et aqueuse, devient rare, foncée, et quelquefois dépose un sédiment copieux et rougeâtre.

Après l'attaque, la peau est pâle ; il reste une céphalalgie obtuse ; la respiration est encore sifflante, et la dyspnée se réveille au moindre mouvement.

Les accès avortent quelquefois, ou ne se manifestent que d'une manière incomplète.

Dans ces cas, ils consistent en une dyspnée légèrement sifflante qui ne va jamais jusqu'à l'orthopnée, une angoisse bien moindre que dans les grands accès, l'absence de météorisme ; l'expectoration est presque toujours constante au déclin. Cet état persiste deux ou trois jours, avec une légère exacerbation.

Très-variable est l'intervalle qui sépare les accès, et, comme nous le verrons plus loin, dans le chapitre de l'*étiologie*, très-différentes sont les circonstances qui en favorisent le retour; mais, ce qui paraît à peu près constant, c'est l'intégrité parfaite de l'appareil circulatoire et respiratoire tant que l'asthme est *pur*. C'est là un fait des plus importants, car cette intégrité organique dans l'intervalle des paroxysmes suffirait seule à démontrer que l'asthme est bien réellement une névrose, et distinguer cette affection des dypsnées essentiellement bronchiques ou cardiaques.

Quand le premier accès doit être suivi d'un deuxième, la nuit suivante, le malade conserve ordinairement, pendant la journée, un resserrement à la poitrine et une difficulté de respirer qu'augmente le décubitus sur un plan horizontal ou un exercice un peu violent. Après avoir mangé, il sent un gonflement à l'épigastre ; il éprouve de la disposition à l'assoupissement ; mais ce sont là des phénomènes rares, et les attaques ne se répètent guère au début qu'à de longs intervalles, après plusieurs mois et même plusieurs années d'une santé parfaite. Quand il n'en est pas ainsi, c'est que la maladie est déjà assez avancée, et qu'il existe des lésions pulmonaires et cardiaques.

En somme, la durée de la période dont nous parlons n'est subordonnée à aucune règle générale. Chez quelques individus, elle se prolonge durant deux, trois mois, un an et même plusieurs années ; chez d'autres, l'asthme se borne, — mais cela plus rarement, — à deux, à trois attaques successives. Enfin, chez le plus grand nombre, elles arrivent à des époques presque régulières. On les voit quelquefois reparaître tous les jours, mais, dans ce cas, les malades sont déjà atteints d'une altération organique. Ces retours se composent de plusieurs accès quotidiens, analogues sous tous les rapports, mais beaucoup moins intenses que ceux dont nous venons de tracer le tableau.

Chez quelques vieillards, les accès laissent chaque fois après eux des désordres qui vont toujours croissant; les malades maigrissent; leur intelligence s'affaisse; ils tombent dans le marasme et ne tardent pas à succomber, soit aux progrès du mal, soit aux complications qui en sont la conséquence.

DIAGNOSTIC

L'asthme peut être confondu avec différentes maladies, qui sont :

Les affections broncho-pulmonaires, dans lesquelles la dypsnée peut venir des bronches, du poumon et même du cœur ;

Le spasme de la glotte ;

L'angine de poitrine ;

La compression des nerfs respiratoires ou des canaux respiratoires.

Etablissons les caractères distinctifs de ces divers états morbides :

Parmi les affections broncho-pulmonaires, c'est surtout dans le catarrhe que s'observe la dyspnée.

Le catarrhe peut se présenter sous trois formes distinctes : il peut être sec, pituiteux, muqueux.

Le catarrhe sec, c'est-à-dire celui dans lequel la sécrétion est condensée, donne des râles secs, violents, sonores, sibilants ; il s'accompagne d'excrétion peu considérable, de crachats denses, serrés, pelootnnés ou perlés.

Dans le catarrhe pituiteux, la sécrétion est filante, considérable, peu condensée; à l'auscultation, on entend l'air entrer jusque dans les derniers vésicules.

Le catarrhe muqueux est caractérisé par des crachats pyoïdes, comme on en observe à la fin des accès d'asthme, et produisant des râles humides et sous-crépitants.

Chez les asthmatiques, on peut constater des phénomènes semblables, mais il importe, malgré l'analogie des symptômes, de ne pas contondre ces deux maladies parfaitement distinctes.

Prenons le catarrhe sec et l'asthme :

Dans l'asthme, la dyspnée ne se manifeste jamais à la suite d'efforts, tandis que ce fait se produit chez le catarrheux ; il n'éprouvera de l'assoupissement qu'avec une certaine fatigue, tandis que la dyspnée éclate tout d'un coup, brusquement, au milieu du repos le plus parfait. C'est là une différence des plus caractéristiques.

La dyspnée du catarrhe n'a pas de périodicité ; elle peut se montrer à toute heure du jour ou de la nuit, subir à chaque instant des exacerbations, tandis que la dyspnée de l'asthme a presque toujours un caractère de périodicité, le plus souvent nocturne, et qui interdit au sujet, comme nous l'avons déjà dit, le choix de la position dans le lit, où la plupart du temps il ne peut rester et dormir que dans un demi-décubitus.

Le traitement constitue aussi un caractère différentiel des plus importants, et établit entre les deux affections qui nous occupent une dissemblance des plus marquées. Dans le catarrhe, les expectorants, les vomitifs produisent de très-bons effets, tandis qu'ils sont pernicieux dans l'asthme.

L'expectoration soulage le catarrheux; l'asthmatique crache peu ou pas, et ce n'est jamais qu'à la fin des accès.

En un mot, l'asthme est caractérisé par l'absence de sécrétion et par une dyspnée en quelque sorte périodique, tandis que le catarrhe est caractérisé par une sécrétion abondante entraînant la dyspnée.

Le catarrhe pituiteux est une maladie des vieillards, l'asthme débute presque toujours dans le jeune âge. La première de ces maladies ne s'accompagne ni d'emphysème, ni de dyspnée, symptômes qui sont constants dans la seconde.

Le catarrhe muqueux se différencie très-nettement de l'asthme. Dans la première de ces maladies, on constate la présence de râles muqueux dans toute l'étendue de la poitrine; la seconde, au contraire, n'en a jamais à son début, le premier que l'on perçoit est un râle libitant, et les râles muqueux n'apparaissent qu'à la fin de l'accès. Le catarrhe muqueux n'a pas d'exacerbation; l'asthme est périodique.

Les maladies cardiaques que l'on peut confondre avec l'asthme sont : le rétrécissement de la valvule mitrale, la dilatation et la dégénérescence graisseuse du cœur.

Dans le rétrécissement, le pouls est petit et irrégulier; cette irrégularité ne se présente jamais dans l'asthme.

Dans la dilatation du cœur, la percussion révèle, à la région cardiaque, une matité caractéristique, ce qu'on n'observe pas dans l'asthme.

Dans la dégénérescence graisseuse du cœur se présente un symptôme qui n'est jamais observé dans l'asthme, c'est le paroxysme d'anxiété qui survient pendant que la respiration se fait bien. Ce caractère distinctif a été pour la première fois, croyons-nous, signalé par M. le professeur Sée (1).

Enfin, le cardiaque a, pendant la nuit, des inspirations de plus en plus longues, qui deviennent ensuite de plus en plus courtes. Rien de semblable ne s'observe chez l'asthmatique.

Le spasme de la glotte appartient à la première enfance; les accès en sont très-courts et ne ressemblent en rien à ceux de l'asthme. Il est impossible d'établir la moindre analogie entre l'inspiration du spasme de la glotte et le bruit particulier qui accompagne dans l'asthme ce même phénomène.

L'angine de poitrine débute si brusquement, la douleur qui l'accompagne est tellement caractéristique qu'une erreur de diagnostic nous paraît dans ce cas impossible.

1) *Courrier médical*, 19e année.

Quant à la compression des nerfs par une tumeur quelconque, il existe toujours des signes propres à faire connaître le siége et la nature de la maladie.

PRONOSTIC

Le pronostic de l'asthme est subordonné à un si grand nombre d'influences se rapportant soit aux causes de cette affection, soit à ses lésions anatomiques, qu'il ne nous semble pas possible d'établir des règles générales bien précises.

L'asthme est toujours une maladie d'une très-longue durée, et qui, quelle que soit la violence des accès, ne se termine que bien rarement par la mort. De là, sans doute, cette croyance populaire que l'asthme est pour ceux qui en sont atteints un *brevet de longue vie*. Il faudrait bien cependant, dirons-nous avec M. Théry, se garder de prendre cet adage à la lettre ; cette maladie doit, en effet, être considérée comme sérieuse, même dans les cas les plus simples, et comme très-grave si elle marche de concert avec une autre maladie pouvant compromettre l'existence, car alors elle peut hâter singulièrement l'évolution de cette dernière et désorganiser rapidement le cœur et les poumons.

Hâtons-nous pourtant d'ajouter qu'il est des asthmatiques qui parviennent à un âge très-avancé. Floyer raconte qu'il a connu des individus asthmatiques depuis plus de cinquante ans et qui s'étaient toujours bien portés. Asthmatique lui-même, la maladie ne l'empêchait pas d'étudier, de marcher, d'aller en voiture, de remplir ses fonctions, de manger, de boire et de dormir aussi bien qu'il l'avait jamais fait (1).

L'asthme est moins grave chez les jeunes sujets que chez les vieillards parce que, chez les premiers, l'organisme peut lutter efficacement contre les causes de destruction et retarder l'apparition des lésions organiques des poumons et du cœur. Dans ces cas, la guérison peut être obtenue. L'asthme, en effet, peut guérir, c'est là un point qu'on ne doit pas perdre de vue dans le pronostic. Sur 209 malades soignes par Théry (2), 71 guérirent entièrement, et chez 75 l'affection se termina par la mort. Cette terminaison eut lieu rapidement dans 32 cas. Sur les 63 restants, 20 furent soulagés, et l'état des autres resta le même. Quant à nous, et grâce au traitement dont nous aurons à parler plus loin, nous avons été à même d'observer de nombreux cas de guérison, dont nous osons espérer que le cadre ne tardera pas à être considérablement augmenté.

Les complications d'emphysème, de catarrhe bronchique, ne laissent aucun espoir de guérison et compromettent l'existence ; il en est de même des

(1) *A Treatise of the asthma.* Londres, 1726. — Traduit en français, in-12, 1761.

(2) *Loco citato.*

lésions cardiaques, et notamment de la dilatation du cœur droit, avec ou sans insuffisance tricuspide. C'est en raison de ces diverses complications que l'on voit des asthmatiques succomber avec les hydropisies et la cyanose propres aux altérations chroniques de l'appareil cardio-pulmonaire.

L'intensité et la longueur des attaques, leur répétition fréquente, sont, en général, d'un mauvais présage.

En résumé, le pronostic de l'asthme doit être très-réservé, et cette réserve est d'autant plus nécessaire que l'on voit quelquefois mourir brusquement des malades que l'on croyait à l'abri de tout danger, tandis qu'on en voit d'autres guérir alors qu'on les supposait très-gravement atteints et incurables.

ÉTIOLOGIE

Les causes de l'asthme sont nombreuses. Ordinairement, on les divise en *prédisposantes* et en *occasionnelles.*

Nous n'adoptons pas cette division parce que, parmi ces causes, la distinction est souvent difficile à établir entre elles.

L'hérédité a sur la production de l'asthme une influence qui paraît incontestable. Les auteurs mentionnent à ce sujet de très-nombreux exemples. Alibert, notamment, cite des familles dont tous les membres étaient asthmatiques. Nous connaissons nous-même une famille qui est dans les mêmes conditions. Sur 35 cas, Salter a trouvé 14 fois des preuves certaines d'hérédité.

Les hommes sont sujets à l'asthme bien plus que les femmes, contrairement à ce qui a lieu pour les névroses en général. Le rapport de la maladie dans les deux sexes est fort controversé : pour les uns, il est comme 6 (femmes) est à 1 (homme) ; pour les autres, comme 6 est à 2. Nos recherches nous permettent de dire que la deuxième prôportion est vraisemblablement la plus exacte.

L'asthme se rencontre à tous les âges ; mais non pas plus particulièrement, comme on le croit généralement, dans la vieillesse. Les premières années de la vie y sont, au contraire, plus particulièrement prédisposées. Dans ces cas, la coqueluche est la cause première de la maladie. Voici, en somme, quel en est l'ordre de fréquence, ainsi qu'il résulte des recherches de Sandras, de Trousseau, de M. Sée : 1° Les vingt premières années ; 2° la vieillesse ; 3° l'âge adulte.

Le tempérament nerveux ne nous semble pas exercer une action certaine sur la production de l'asthme, puisque la femme chez laquelle ce tempérament prédomine en est moins fréquemment affligée que l'homme. Quelques auteurs ont encore voulu classer parmi les causes prédisposantes, les passions, les impressions morales, les travaux intellectuels, etc., mais ce ne sont là que de simples théories qui ne sont appuyées sur aucun fait authentique.

La pléthore, la suppression des hémorrhagies ou d'un exanthème quelconque, la cessation prématurée d'un accès de goutte, le rhumatisme, des évacuations abondantes, des pertes séminales trop fréquentes et plusieurs autres causes générales, ont souvent, selon quelques auteurs, occasionné l'asthme. Ces assertions sont entièrement hypothétiques, que l'on considère ces causes comme prédisposantes, occasionnelles ou déterminantes.

Cependant il est une de ces causes, celle qui se rattache aux affections cutanées, qui mérite, en raison des travaux publiés en ces derniers temps, de nous arrêter quelques instants.

Tout d'abord, reproduisons une observation rapportée par M. Bazin (1) :

« Charles D... âgé de trente-six ans, journalier, entre le 11 avril 1865 au pavillon Saint-Mathieu, n° 25.

« Pas de renseignements sur les parents du malade.

« Pour lui, d'un tempérament lymphatico-nerveux et d'une constitution robuste, mais sans embonpoint, il n'a jamais eu de gourmes dans les cheveux, ni d'ophthalmies, et il aurait toujours joui d'une bonne santé jusqu'à l'apparition de l'éruption qui l'amène à l'hôpital et qui date de deux ans.

« Cette éruption s'est montrée tout d'abord au creux des jarrets des deux côtés, et y a persisté depuis en présentant des exacerbations passagères, et en même temps une extension de plus en plus grande. La poussée actuelle date de trois semaines et est beaucoup plus intense que les précédentes.

« Ce malade ajoute que six mois après l'apparition de l'affection cutanée, il a été pris d'accès d'oppression et d'étouffement, qui surviennent surtout la nuit, le forcent à se lever brusquement et à se mettre à l'air libre pour avoir sa respiration ; ces accès durent de quatre à cinq heures, se terminent par de la toux et une expectoration peu abondante. Ils se renouvellent deux ou trois jours de suite et se répètent périodiquement tous les huit à dix jours sous la même forme et avec la même durée.

« Depuis que l'éruption qu'il porte a pris plus d'extension, ces accès d'asthme sont, dit-il, moins fréquents et moins gra-

(1) *Leçons théoriques et cliniques sur les affectations cutanées.*

ves ; il se sent notamment bien soulagé de ce côté depuis la dernière poussée eczémateuse. Il y a un an, il est entré une première fois à Saint-Louis et en est sorti guéri ; mais l'éruption reparaissait quinze jours après. Six mois après, il a eu une poussée intense pendant laquelle les accès d'asthme ont diminué sensiblement ; depuis ils ont repris leur intensité première, jusqu'à recrudescence actuelle de l'affection cutanée.

« Il se plaint également d'être sujet à des migraines s'accompagnant de vomissements, mais de courte durée ; pas de gastralgie, pas d'hémorrhoïdes, selles régulières. Il dit être vif et s'emporter à la moindre contrariété.

« A son entrée, on observe de larges plaques d'eczéma couvrant toute la face postérieure des membres inférieurs. Ces plaques semblent partir du creux des jarrets, où elles sont plus intenses, comme d'un centre, pour remonter jusque vers le tiers supérieur des cuisses et descendre sur les jambes jusque près de l'articulation du pied.

« Deux plaques s'observent également au pli des saignées de chaque côté et s'étendent de là sur le bras et l'avant-bras, mais dans une petite étendue.

« Toute la face enfin présente une large plaque qui la recouvre complétement.

« Les surfaces eczémateuses offrent une rougeur assez vive qui s'éteint progressivement sur la limite des parties saines. Elles sont recouvertes d'une exfoliation légère, foliacée, qui se détache facilement. Le suintement, qui aurait été assez abondant au début de la dernière poussée, est presque tari aujourd'hui.

« Le malade accuse des démangeaisons sur toutes les parties affectées ; mais ce symptôme est également moins intense depuis quelques jours.

« *Traitement.* — Tisane de chicorée ; solution d'arséniate de soude, poudre d'amidon, bains amidonnés.

« 15 avril. — Amélioration très-manifeste, diminution très-sensible de la rougeur et de l'exfoliation épidermique.

« 25 avril. — Le malade sort, n'emportant plus que des traces légères de son éruption au creux des jarrets et au pli des saignées. »

Cette observation, qui du reste n'est pas unique dans le martyrologe de l'asthme, démontre très-nettement la cause de cette affection. L'alternance des symptômes est, en effet, ici bien marquée et bien significative. Doit-on admettre que l'affection interne préexistait et que l'éruption externe n'en a été que la manifestation, comme l'ont avancé quelques auteurs? Nous n'osons nous prononcer, en surtout présence de quelques faits qui semblent démontrer que l'affection externe tient toujours, dans ces cas, la première place et que l'asthme en découle. Parmi ces faits, nous croyons devoir citer les deux suivants, relatés récemment par M. le docteur Albert Rietsch (de Nancy) :

M. B..., rue de la Pépinière, à Nancy, a eu pendant longtemps des dartres aux pieds, aux mains, sur le thorax. Grâce aux frictions avec de la pommade au précipité rouge, ces dartres disparurent en quelques jours. Alors des désordres respiratoires se déclarèrent.

Toutes les nuits, à heure fixe, le malade fut pris d'accès d'asthme. On lui administra le sulfate de quinine; à la deuxième administration , nuit convenable , mais anhélation permanente.

Application de pommade stibiée sur la poitrine. L'éruption est nerveuse, et après quelques jours il y a soulagement complet.

Le malade est soumis à un traitement arsenical. Les dartres ont reparu à la paume des mains, mais plus d'asthme, plus d'étouffement. L'usage de l'arsenic est continué.

M. O..., rue des Trois-Maisons (Nancy), était affecté depuis longtemps d'une dartre à la partie supérieure de la joue gauche. Cette dartre disparut ; mais à partir de ce moment, dit le malade, je commençai à ressentir des élancements rapides comme des éclairs dans les genoux, dans les mains, plus tard à la poitrine. En même temps ma respiration devint embarrassée.

L'oppression m'enlève le sommeil. J'ai eu il y a quelque temps une éruption de boutons à la poitrine, pendant laquelle je me suis senti considérablement soulagé. Malheureusement cette situation n'a pas duré.

Le malade est soumis à un traitement interne au moyen de l'arsenic. Une nouvelle dartre vient de se former à côté de l'ancienne. Soulagement manifeste. Depuis six semaines, j'ai perdu ce malade de vue.

De toutes les manifestations herpétiques, l'urticaire serait une de celles qui se rencontrent le plus fréquemment. Dans une étude très-remarquable publiée l'année dernière (1), M. le docteur Brigault en a cité de nombreux exemples. Il nous suffira, croyons-nous, de reproduire les suivants :

Une femme de 45 ans qui était asthmatique depuis plusieurs années fut atteinte d'une éruption générale d'urticaire avec fièvre et démangeaisons très-vives. A la suite d'un bain frais elle éprouva un grand soulagement, mais deux heures après, elle eut un accès d'asthme qui dura plusieurs heures et qui fit craindre une congestion active du transit.

Le lendemain ces accidents se calmèrent, et elle eut une nouvelle éruption ortiée.

(Dr Bouyer.)

Pendant une partie de l'année 1860, je voyais en consultation avec mon honorable collègue, Alfred Becquerel, une dame de 60 ans, qui, au commencement du printemps, avait été prise d'une bronchite violente. Peu après le début de la maladie étaient survenus les symptômes d'un emphysème vé-

(1) Considérations sur l'asthme produit par une éruption d'urticaire dans les bronches. Paris, 1876. Page 19.

siculaire considérable avec accès d'orthopnée nocturne, difficulté habituelle de respirer, etc.

Il serait trop long de vous dire tous les moyens thérapeutiques que nous avions mis en œuvre ; tous avaient échoué, lorsque, à la fin de janvier 1861, à la suite d'un coryza violent nous faisant craindre une aggravation des accidents, il survint sur toute la surface du corps une urticaire des plus intenses ; à l'instant même tous les accidents cessèrent, et nous crûmes devoir respecter une éruption sans doute fort incommode et fort opiniâtre, mais d'ailleurs exempte de danger.

(TROUSSEAU.)

J'ai donné des soins à une dame d'une trentaine d'années chez laquelle les attaques d'asthme coïncidaient avec l'apparition d'une éruption ortiée. Ces attaques duraient deux mois consécutifs, et quand l'urticulaire disparaissait l'oppression augmentait invariablement ; de sorte que l'on était en droit de supposer que l'asthme était produit par l'exanthème qui se manifestait du côté des bronches. (TROUSSEAU).

Ernest D.., âgé de 28 ans, entre le 20 mars au pavillon Saint-Mathieu, n° 3.

Le père du malade est mort atteint d'aliénation mentale ; sa mère était sujette à des migraines très-fréquentes s'accompagnant de vomissements et à des accès d'asthme également fréquents ; elle serait morte dans un de ces cas.

Pour lui, d'un tempérament lymphatico-nerveux, il est d'une constitution sèche et un peu amaigrie. Il a eu une fluxion de poitrine à 19 ans ; depuis, sa santé s'est bien rétablie et il n'a jamais fait d'autre maladie grave.

Pas de douleurs dans les articulations, quelques douleurs de reins passagères ; digestions faciles, selles régulières, pas d'hémorrhoïdes, chaleurs fréquentes à la tête avec tendance aux étourdissements et sensation d'étouffement. Apparition de placards eczémateux au creux du jarret symétriquement de chaque côté il y a une quinzaine d'années, et qui persistent encore ; des placards analogues se sont montrés plus tard de chaque côté du cou et à la face interne des cuisses, et ont disparu après quelques mois de durée.

Ce malade entre à l'hôpita à dix heures du soir, dans un accès d'oppression et d'étouffement très-violent qui l'aurait surpris en bonne santé une heure avant son arrivée à l'hôpital. On lui appliqua immédiatement au creux épigastrique un large sinapisme, et une heure après il se sentit notablement soulagé.

Le lendemain, revenu à son état ordinaire, il peut donner les renseignements qui précèdent, et il ajoute que depuis cinq à six jours il éprouvait des chaleurs à la tête et des étourdissements plus violents que d'habitude, et qu'au début de son accès d'oppression il avait senti se développer sur tout le corps, le tronc et les membres, *des boutons du volume d'une lentille s'accompagnant de démangeaisons très-vives* et qui ont rapidement disparu en même temps que son oppression (*urticaria evanida*).

Actuellement, 21 mars, le malade ne présente ni oppression, ni boutons sur le corps, ni démangeaisons; il éprouve à peine un léger sentiment de malaise général. Mais en l'examinant *de capite ad calcem*, on retrouve de chaque côté, au creux du jarret, les plaques d'eczéma que porte le malade depuis longtemps. Ces plaques sont d'une rougeur peu intense, sans suintement, recouvertes d'exfoliations légères et ne s'accompagnant que de faibles démangeaisons. Elles sont peu étendues et jusqu'ici sont restées limitées aux points qu'elles occupent actuellement. Aucune trace d'éruption sur le reste du corps.

(Bazin.)

Récemment encore, M. Maurice Raynaud a mentionné un cas intéressant et parfaitement caractérisé d'accès d'asthme venu à la suite d'une poussée d'urticaire aux téguments externes.

Mais arrêtons-nous là, ces citations nous conduiraient trop loin, et résumons en quelques mots ce que nous venons de dire sur cette cause de l'asthme :

Trousseau croyait à l'asthme herpétique ; M. Bouillaud n'émet aucun doute à ce sujet. M. Guéneau de

Mussy a observé chez un peintre en bâtiments un accès d'asthme succédant à la disparition d'un eczéma aux oreilles. M. Moutard-Martin a vu deux cas d'asthme survenir à la suite de la guérison d'un eczéma chronique.

En présence de ces faits et de ces opinions, il semble difficile de ne pas admettre qu'il peut se produire du côté de la muqueuse bronchique des modifications identiques avec celles que la poussée herpétique détermine sur la peau ; en d'autres termes, que l'asthme peut être causé par la répercussion d'un exanthème ; — mais nous n'allons pas plus loin et nous repoussons comme insoutenable la théorie qui donne pour cause *unique* de l'asthme la diathèse herpétique.

Comment se produit cette répercussion ? Nous l'ignorons, comme nous ignorons le mode de mécanisme des métastases que les médecins praticiens ont tous les jours l'occasion d'observer.

Quelques auteurs admettent qu'il y a une sorte de parenté entre la goutte, le rhumatisme et l'asthme. Les idées émises à ce sujèt sont loin d'être démonstratives. La conviction ne pourra être acquise sur ce point que par des faits, où toutes les circonstances symptomatologiques seront scrupuleusement relatées, — car nous savons combien facilement on applique le mot *asthme* à des affections qui sont d'une toute autre nature.

Certaines poussières végétales jouissent d'une sorte

de spécificité dans la production des accès d'asthme et de ce nombre il faut mentionner, en première ligne, l'ipécacuanha. Cullen raconte que la femme d'un « apothicaire » avait un accès toutes les fois que dans l'officine de son mari on pulvérisait de l'ipécacuanha. Trousseau cite l'observation d'un pharmacien asthmatique à un faible degré et qui se trouvait dans les mêmes conditions. Un pharmacien de Meaux, M. Lugan, est pris d'un violent accès de dyspnée toutes les fois que, même à son insu, on débouche un flacon contenant de l'ipécacuanha.

Le docteur Bernard (de Marseille), a eu l'occasion d'observer un fait semblable sur une de ses clientes. Chez cette malade, dont le mari est pharmacien, les trois premiers accès d'asthme n'eurent pas, selon le docteur Payot (1), d'autre origine ; mais depuis, ces émanations ne seraient qu'une des nombreuses occasions de l'accident. Le docteur Massina dit avoir connu trois asthmatiques qui n'eurent jamais d'accès que sous l'influence du médicament dont nous parlons.

Les émanations du foin à l'époque de sa floraison et de sa récolte amènent les mêmes accidents. C'est en Angleterre que cette influence a été le plus fréquemment observée et dans certains districts du royaume-uni on appelle l'asthme : *hay-asthma*.

Les poussières de la drèche, du riz, de l'avoine, du thé, semblent exercer une action analogue à celle du

(1) *Loco citato*, page 20.

foin. Trousseau cite le cas d'une dame qui était prise d'une grande oppression chaque fois qu'elle entrait dans un grenier rempli d'avoine.

Le parfum de certaines fleurs, telles que le lys, l'héliotrophe, la rose , la violette, etc., peuvent déterminer des effets analogues.

Ployer a donné des soins à une malade qui était prise d'un violent accès chaque fois quelle respirait le parfum d'un bouquet de violettes.

Van Helmont raconte longuement l'histoire pathologique d'un moine que suffoquait l'odeur du poisson frit à l'huile.

L'introduction dans les voies respiratoires de bien des matières pulvérulentes de nature animale ou minérale peuvent être également le point départ de très-graves accès. Le docteur Lefèvre nous dit que rien ne produit chez lui plus promptement l'oppression que la poussière de la laine, du duvet, du vieux linge.

Les fripiers, les matelassiers, les remouleurs , les tailleurs de pierres, sont souvent asthmatiques.

Citons encore, dans ce même ordre de causes déterminantes, les vapeurs, la fumée, les gaz irritants et en particulier l'oxyde de carbone, l'acide phosphoreux, le protoxyde d'azote, le gaz ammoniac, enfin et surtout les émanations provenant du chlorure de chaux. C'est avec ce dernier corps qu'un étudiant en médecine, en observation à l'hôpital de la Charité, dans le service de Beau, renouvelait ses attaques.

Signalons enfin les vapeurs nitreuses qui se dégagent dans les opérations industrielles où l'acide azotique et l'eau régale se trouvent en contact avec un métal. Contre toute attente et toute probabilité, l'acide sulfureux jouit d'une immunité relative.

L'une des causes les plus fréquentes des paroxysmes sont les grandes variations de l'atmosphère. L'hiver est la saison durant laquelle on les observe le plus souvent. Rostan en a donné l'explication : « Lorsque le froid, dit-il, est dans un état plus voisin de la sécheresse que de l'humidité, il resserre les solides, modère et même suspend la perspiration cutanée ; le réseau capillaire de la périphérie du corps se laisse moins facilement traverser par le sang, qui s'accumule dans les vaisseaux intérieurs, et surtout dans le poumon. Il n'est donc point étonnant, dès lors, que les difficultés de respirer soient si communes en hiver, surtout chez les vieillards, dans lesquels il existe presque toujours quelque obstacle à la circulation, et qui sont remarquables par leur défaut de réaction. » Floyer rapporte que les accès de l'asthme dont il était tourmenté étaient plus fréquents en hiver, tandis qu'en été ils étaient plus longs et plus intenses. En outre, dans les hospices consacrés à la vieillesse, on a remarqué depuis longtemps que les étouffements, les accès d'asthme sont bien plus communs pendant les nuits froides de l'hiver qu'à toute autre époque de de l'année.

Mais si une base température peut-être la cause déterminante la plus ordinaire de l'asthme, la maladie peut aussi être causée par une température très-élevée de l'atmosphère. Ainsi, nous avons vu l'affection éclater à la suite d'un voyage dans les pays chauds, d'un séjour dans un appartement trop échauffé, dans une salle de spectacle, ou bien par l'emploi de bains très-chauds. Trousseau a même déclaré que, dans les régions équatoriales, l'asthme est peut-être plus commun que sous les latitudes tempérées. Nos observations confirment jusqu'à un certain point celles de l'éminent et regretté professeur.

Du reste, il se rencontre, au point de vue de l'influence des conditions atmosphériques, de curieuses anomalies : tandis qu'il est des asthmatiques qui ne peuvent respirer que difficilement au milieu de l'air rare et sec des montagnes, d'autres se plaignent de l'air dense et humide des plaines et des vallées. On observe de semblables faits à propos des vents et de leur direction, et, dans tous ces cas, les différences dont nous parlons sont tellement marquées, que Salter a pu se demander, avec une sorte de raison, s'il existe réellementt des *places asthmatiques*, capables de réveiller ou d'endormir les accès de suffocation. Voici, en effet, ce que dit à ce sujet le savant praticien :

1° La résidence dans une localité déterminée peut

guérir des asthmes qui ont été rebelles à tout traitement dans une autre localité.

2° Les localités qui semblent le plus favorables au plus grand nombre d'asthmatiques sont les grandes cités très-peuplées et brumeuses.

3° Il semble qu'en général tout asthmatique doit trouver une atmosphère curative ; toutefois, la guérison n'est jamais définitive en ces cas, et le retour dans la contrée primitive peut toujours entraîner les mêmes accidents.

4° Le changement d'air en lui-même et pratiqué sans discernement est préjudiciable.

Toutes les opinions émises à ce sujet par Salter ne peuvent être admises sans conteste, mais il en est qui ne sont pas contestables. Ainsi, tandis que l'air pur des champs est propice à quelques-uns, un grand nombre se trouvent mieux de l'atmosphère brumeuse et enfumée des cités de Londres et de Manchester. Nous connaissons des asthmatiques qui n'ont point d'accès tant qu'ils séjournent à Marseille, et qui respirent difficilement aussitôt qu'ils sortent de la ville pour aller à la campagne. Le docteur Lefèvre ne souffrait ni à Rochefort, ni à Paris, ni à Montpellier, ni à Bordeaux, mais le séjour de Poitiers, de Libourne, de Niort, de Nantes et de Toulon lui était insupportable.

En somme, toutes les circonstances que l'on peut grouper sous le chef commun de *conditions atmosphériques*, ont sur l'asthme une influence bien démontrée par l'observation, mais il n'est pas possible d'aller au delà de cette notion empirique, quoi qu'en ait pu dire le professeur Rostan, cherchant à expliquer physiologiquement l'une de ces causes.

On a regardé les passions tristes, le chagrin, les émotions morales, la peur, etc., comme pouvant donner lieu à des accès que l'on a appelés *accès d'origine centrale*. Ces causes, a-t-on dit, agissent en ébranlant le système nerveux, par l'arrêt ou l'accélération de la circulation. Pour démontrer la réalité de ces causes, on a cité des exemples dont quelques-uns sont fort curieux. G. Ferrus (1) raconte l'histoire d'un jeune officier qui, voyant Paris occupé par les troupes étrangères, éprouva la nuit suivante un violent accès de suffocation, lequel depuis se renouvela plusieurs fois, mais à de longs intervalles. Un individu serait devenu asthmatique à la suite de spéculations financières désastreuses ; un autre encore fut tellement effrayé par un coup de tonnerre qu'il fut tout à coup saisi d'une violente dyspnée asthmatique.

La réalité de ces faits est loin d'être démontrée et par conséquent nous ne pouvons les admettre. En supposant que l'asthme puisse être déterminé par une vive perturbation morale, cette cause n'aura d'effet que tout autant qu'il y aura chez l'individu une prédisposition nécessaire à l'éclosion et au développement de la maladie.

(1) Dictionnaire en 30 volumes, t. IV, p. 272.

TRAITEMENT

Le traitement de l'asthme a été longtemps aussi peu fixe et aussi peu rationnel que celui de toutes les maladies dont la nature n'est pas exactement déterminée. L'ancienne médecine ne formulait guère contre cette affection que quelques recettes plus ou moins empiriques et plus ou moins absurdes, mais presque toujours en rapport avec la théorie alors régnante. Aujourd'hui encore, les médications sont nombreuses et elles sont bien loin de donner toutes un bon résultat. Nous allons tâcher de nous reconnaître au milieu de ce dédale.

Le traitement de l'asthme peut se diviser en deux parties parfaitement distinctes :

1° Traitement de l'accès ; 2° traitement de la maladie elle-même.

Traitement de l'accès

Dès le début de l'attaque, on devra faire lever

immédiatement le malade et le corps sera délivré de tout lien, de toute gêne. On s'empressera de rallumer les lumières, si la chambre se trouve dans l'obscurité, et on en renouvellera l'air. Autour du malade devront régner la tranquillité la plus parfaite et le silence le plus absolu. On provoquera une légère irritation de la peau et surtout de celle des extrémités au moyen de frictions irritantes ou de sinapismes.

On a parfois réussi à couper court à l'accès en touchant le fond de la gorge avec de l'ammoniaque liquide. Cette pratique a été pour la première fois, si nous ne nous trompons, conseillée par un médecin de Marseille et elle compte quelques succès. Cependant nous n'oserons jamais conseiller d'y avoir recours à cause des dangers qu'elle présente. Il se peut, en effet, que chez les individus particulièrement impressionnables, l'excitation déterminée par le liquide caustique produise sur le bulbe (foyer du trijumeau et du pneumogastrique) un effet tel, qu'une suffocation momentanée ou définitive en soit la conséquence. Aussi nous hâtons-nous de répéter que nous ne signalons cette opération que pour la proscrire absolument. On peut d'ailleurs utiliser sans danger les vapeurs ammoniacales, en plaçant non loin des malades un vase contenant quelques cuillerées d'alcali volatil. Ce dernier moyen est, du reste, en général, d'une inefficacité parfaitement reconnue.

Ici se présente une question des plus importantes. Par quelle voie doit-on administrer l'agent thérapeutique dont on aura fait choix pour calmer la dyspnée le plus promptement possible? Les voies digestives et respiratoires sont, pour l'ordinaire, des moyens faciles d'introduction pour les médicaments, mais comme il importe d'agir promptement, on devra préférer les voies respiratoires aux voies digestives, parce qu'elles présentent une plus grande surface absorbante et parce que leurs épithéliums sont moins résistants que ceux de la muqueuse stomacale.

C'est donc par l'appareil respiratoire que les médicaments doivent être introduits dans l'organisme et ils peuvent l'être de trois manières différentes : par les pulvérisations, les inhalations et les fumigations.

Les pulvérisations peuvent exiger la dissolution d'une substance dans un liquide, une partie de ce liquide va ensuite heurter contre les parois du pharynx et de la glotte ; dans tous les cas, il ne pénètre que très-difficilement jusque dans les dernières ramifications bronchiques. Si le liquide est froid, il impressionne désagréablement la muqueuse respiratoire, et, dans ce cas, il amène le plus souvent un redoublement de dyspnée.

Les inhalations sont un moyen fort difficile à employer chez soi, pour ne pas dire impossible, à cause du matériel quelles nécessitent.

Restent donc les fumigations, auxquelles nous accorderons, avec M. le professeur Sée (1), la préférence, car, grâce à elles, on peut faire pénétrer la

(1) *Courrier médical*, loco citato.

substance active jusqu'aux dernières extrémités de l'arbre bronchique, auxquelles elle arrive avec le double avantage d'être sèche et chaude.

C'est à cette propriété que possèdent les fumigations qu'est due une partie du succès qu'obtient tous les jours l'*anti-asthmatique* qui porte notre nom et qu'a si favorablement accueilli le corps médical.

La poudre *anti-asthmatique Cléry* n'est point un remède nouveau ni secret; elle ne se compose que de substances inscrites au *Codex*, seulement elle se présente dans des conditions particulières qu'il importe de faire remarquer.

Les plantes qui constituent la base de notre préparation vivent sous le ciel ardent du Tigré : or, on sait combien sont infiniment plus riches en principes actifs les végétaux des pays chauds que nos végétaux indigènes. En outre, ces plantes bénéficient d'une culture toute particulière ; elles sont récoltées et desséchées avec des soins tout spéciaux. On conçoit qu'en de telles conditions, nos plantes doivent posséder une efficacité beaucoup plus grande que celles, souvent sans valeur thérapeutique, que l'on trouve dans le commerce. Il en est de même, on le sait, de l'aconit napel, de la belladone, du pavot, etc., dont l'action est si différente selon la latitude où ces plantes ont été récoltées.

Notre préparation se présente sous forme de poudre et son mode d'emploi est des plus simples : il suffit d'en placer une petite quantité sur une assiette, d'y mettre le feu avec la flamme d'une allumette et de respirer la fumée qui s'en dégage en faisant des inspirations profondes.

A quel moment doit-on administrer le médicament? Nulle indication ne paraît plus simple; c'est au moment même de l'accès qu'on semble devoir être tenté de l'employer, et pourtant ce n'est pas l'instant propice, car le malade, pour peu que l'attaque soit intense, n'en saurait profiter. Souvent, dans le courant de l'accès, il y a un moment passager de calme et de rémittence; c'est cet instant qu'il faut saisir, qu'il faut s'empresser de mettre à profit; — car il n'y a pas de traitement à faire subir à un malheureux qui ne peut respirer qu'avec une extrême difficulté. — On doit donc chercher à administrer le médicament pendant cet intervalle ou avant l'accès, si le malade — et il en est beaucoup dans ce cas, — sait l'heure à laquelle il éclatera. Ainsi le médicament pourra être absorbé et se localiser sur l'organe auquel il est destiné, c'est-à-dire sur les nerfs et l'appareil respiratoire.

Traitement de la maladie elle-même

Il ne nous reste plus maintenant qu'à passer en revue les divers agents thérapeutiques qui ont été tour à tour préconisés et à en apprécier la valeur.

En 1853, Brown-Sequard remarqua pour la première fois les effets du *bromure de potassium* sur les nerfs vaso-moteurs et sur l'excitabilité reflexe de la moelle. Il en déduisit son application dans le traitement de l'épilepsie et de l'hystérie.

Le professeur Sée assure l'avoir employé avec succès dans la dyspnée asthmatique, tandis que le professeur Jaccoud affirme n'en avoir pas retiré le moindre résultat avantageux. C'est donc un médicament tout au moins infidèle. Nous pouvons en dire autant de l'iodure de potassium.

La *belladone*, le *datura stramonium*, la *jusquiame*, ont non-seulement une action incontestable sur les nerfs vaso-moteurs, mais encore elles jouissent de la double propriété d'exciter les nerfs régulateurs et de diminuer la sensibilité ; partant, leur efficacité dans l'asthme est incontestable.

L'action du *tabac* est fort hypothétique, car à côté d'observations qui sont entièrement en sa faveur, nous en rencontrons qui semblent démontrer qu'il ne constitue qu'un médicament entièrement illusoire.

La *lobelia inflata*, l'*astha-weed* des Américains, semble plus efficace, et cependant elle ne devrait cette efficacité qu'à un alcaloïde volatil, la lobéline, présentant avec celui du tabac, la nicotine, la plus grande analogie. C'est encore là une question à étudier et que nous pourrons peut-être résoudre un jour.

Les médecins qui emploient la lobéline la prescrivent à la dose de 5 à 10 gouttes par jour. Quant aux feuilles de la *lobelia*, Trousseau en préconisait la teinture à la dose de 15 à 25 gouttes par jour, et l'infusion à la dose de 2 à 4 grammes par litre d'eau.

Les feuilles de tabac, de belladone, de jusquiame, de datura stramonium et de lobelia inflata, souvent mélangées ensemble, sont prescrites en cigarettes ou fumées dans une pipe. La formule qui nous a semblé la meilleure est la suivante :

Feuilles de belladone	aa 30 grammes.
— de datura	
— de jusquiame	
— de lobelia	aa 25 grammes.
— de tabac	

pour 150 cigarettes environ.

De deux à quatre cigarettes par jour.

Les fumeurs peuvent se ranger en trois classes : les premiers crachent leur salive et n'aspirent point la fumée ; les deuxièmes crachent leur salive et aspirent la fumée ; les troisièmes, enfin, avalent leur salive et la fumée. Pour les premiers, ces cigarettes sont à peu près inutiles ; pour les seconds, elles ne présentent qu'un médiocre avantage. Elles ne peuvent, en somme, produire tous leurs effets que chez les troisièmes, qui, hâtons-nous de le dire, sont les moins nombreux parmi les asthmatiques. Chez ces derniers même, il n'en est que quelques-uns qui peuvent, pendant l'accès, se dispenser de cracher et avaler la fumée. Ce sont là de graves inconvénients, rendant parfaitement inefficaces, dans le plus grand nombre des cas, et les cigarettes et les tubes, dits anti-asthmatiques, à propos desquels la publicité a fait tant de bruit en ces derniers temps. Ce sont encore ces inconvénients qui nous ont engagé à modifier le mode d'administration de ces diverses substances et à employer la méthode fumigatoire, plus simple et plus certaine.

Sous le nom de *médicaments d'épargne* nos pathologistes modernes désignent des substances qui agissent sur la nutrition en modifiant les éléments du sang et des tissus.

Les uns, comme l'arsenic, favorisent les oxydations ; les autres, comme le café, empêchent la dénutrition et, dans tous les cas, facilitent la respiration. C'est à ce mode d'action sur l'organisme que quelques-uns d'entre eux doivent leur efficacité dans le traitement de l'asthme.

Depuis bien longtemps déjà on prescrit l'*arsenic* comme anti-asthmatique; les livres les plus anciens en font mention, et notamment ceux de Dioscorides, de Galien, de Rhazès, etc. On sait d'ailleurs qu'il est des habitants de la basse Autriche, appelés *arsenicophages,* qui ont l'habitude d'ingérer de l'arsenic à doses croissantes, dans le but de faciliter leur respiration quand ils gravissent de hautes montagnes ou qu'ils ont à faire de longues marches. Sans nous préoccuper des dangers qui peuvent être la conséquence de cette pratique, il n'en est pas moins vrai que, dans certains cas, elle atteint le but désiré.

Contre l'asthme, l'arsenic s'emploie soit en fumigations, soit comme Trousseau le donnait, sous forme de potion, à la dose de deux milligrammes et demi par jour.

Les cigarettes arsenicales se préparent de la manière suivante :

Arseniate de soude. . .	1 gramme.
Eau distillée.	10 grammes.

Faites dissoudre ; imprégnez 1,000 feuilles de papier à cigarettes, faites sécher. Pour rouler du tabac ou des feuilles sèches de belladone, de datura, de lobelia, etc., seules ou mélangées. Ces cigarettes n'ont quelque efficacité qu'à la condition que le malade en aspirera la fumée, et elles ont donc les mêmes inconvénients que celles dont nous avons parlé plus haut.

Le *café*, administré en infusion très-forte, jouit incontestablement de la propriété d'abréger, dans un grand nombre de cas, les accès d'asthme. Percival-Ployer, qui avait souffert de cette affection pendant plus d'un demi-siècle, raconte qu'il se soulageait souvent en avalant une forte tasse de café. Mais c'est surtout comme moyen préventif que nous croyons qu'il doit être conseillé. Ce sont principalement les vieillards asthmatiques qui devront en faire usage et l'employer de préférence à jeun et à dose concentrée.

Nous pouvons en dire autant du thé et de l'alcool,

qui sont considérés avec raison comme analogues au café.

Les anesthésiques ont été et sont encore employés contre l'asthme. On sait qu'ils agissent en paralysant les nerfs de la sensibilité.

De tous les anesthésiques, le plus anciennement employé est le nitrate de potasse en fumigations, et voici de quelle façon le médicament est préparé : On trempe des morceaux de papier sans colle ou des cartons dans une solution d'azotate de potasse saturée à froid, et on les fait sécher.

Pour s'en servir, il faut les faire brûler par fragments dans la chambre des malades.

D'après le docteur Viaud-Grand-Marais, le papier nitré n'agirait — quand il agit — qu'en raison d'un composé ammoniacal qui prendrait naissance, lors de la combustion, par suite du dégagement de l'hydrogène et de l'azotate. D'autres attribuent ses effets à l'acide carbonique. Evidemment, il y a double erreur dans l'une et l'autre de ces opinions. Pour nous, les vapeurs du papier nitré doivent toute leur efficacité au protoxyde d'azote qui se forme pendant la combustion. On sait tout le parti que, depuis quelques années, la chirurgie dentaire retire des propriétés anesthésiques de ce gaz, qui pendant bien longtemps a été désigné sous le nom de *gaz hilarant*.

Dans tous les cas, pour que cette médication soit suivie de succès, elle doit être employée pendant la période prodromique, ou tout au moins au début de l'accès.

L'éther, le chloroforme, l'acide carbonique, ont été préconisés en inhalations anesthésiques ; mais leurs effets sont douteux ou, tout au moins, fort restreints. En outre, ils ne sont pas sans présenter quelques dangers.

M. le docteur Vernières dit avoir obtenu des résultats satisfaisants de l'application, sur les parois thoraciques, de compresses imbibées de chloroforme, recouvertes d'un tissu imperméable ou de tout autre objet capable de s'opposer à l'évaporation du liquide.

Enfin, en ces derniers temps, quelques médecins ont eu recours, mais sans bien grand succès, au soufre et aux eaux minérales sulfureuses naturelles.

Les diverses médications dont nous venons de parler réussissent très-souvent à amener une guérison radicale de l'asthme. Nous l'avons obtenue dans de nombreux cas par l'emploi presque exclusif de notre poudre anti-asthmatique. Mais il peut arriver qu'ils ne suffisent pas, et qu'on ne parvienne qu'à diminuer l'intensité des accidents et à s'opposer à la marche envahissante de la maladie. Il y a, en effet, dans l'organisme, une habitude fonctionnelle vicieuse dont il faut le débarrasser, une susceptibilité toute particulière du système nerveux respiratoire qu'il importe de modifier non-seulement en elle-même, mais encore, comme l'a dit excellemment un de nos confrères (1),

(1) Viaud-Grand-Marais. *De l'asthme*. Paris, 1858.

dans les appareils qui peuvent la réveiller sympathiquement, comme les voies digestives, les voies pulmonaires, la peau.

Il importe donc de recourir à des agents modificateurs variables selon les cas, et surtout selon les causes déterminantes ou occasionnelles de la maladie :

Pour combattre les affections digestives, on devra s'adresser aux vomitifs, aux purgatifs, aux antidyspeptiques, etc.

Contre les affections pulmonaires, aux térébenthinés, aux Eaux sulfureuses, à l'huile de foie de morue, etc.

Quant à l'asthme produit par une affection cutanée et dont nous avons rapporté plus haut quelques exemples, nous croyons que, dans ce cas, c'est contre la diathèse herpétique qu'on devra agir. Toutefois, tout en dirigeant les efforts de la thérapeutique contre la cause principale de la maladie, il sera bon de ne pas en négliger l'élément spasmodique.

Contre la diathèse dartreuse, on emploiera avec avantage le soufre, l'arsenic et leurs préparations. On peut en même temps employer les bains alcalins ou sulfureux, qui déterminent sur la peau une irritation révulsive capable d'amener en dehors la cause interne de l'asthme, et éviter ainsi une nouvelle poussée vers la muqueuse bronchique.

Traitement hygiénique

Le traitement hygiénique, qui a surtout pour but

d'éviter le retour des accès, a une très-grande importance.

Les vicissitudes atmosphériques sont une des causes les plus fréquentes de la réapparition des attaques; aussi importe-t-il d'en garantir les malades le plus possible. « Pour mon compte personnel, dit le docteur Lefèvre, je crois que si je pouvais rester toujours soumis au même degré de chaleur, de pesanteur et d'humidité de l'air, je n'éprouverais jamais de retour d'asthme. » Malheureusement, il est presque impossible de remplir toutes ces conditions, mais il peut être quelquefois possible de choisir un climat, une atmosphère, une température qui puissent convenir à l'individu asthmatique. Dans tous les cas, le malade devra toujours porter de la laine sur la peau, se garder de toutes les causes de refroidissement, en particulier celui des pieds, éviter que l'air ne pénètre trop vivement dans le tube aérien, quand il est forcé de marcher contre un vent froid et violent.

L'asthmatique devra, en outre, habiter un appartement aéré, et où l'on aura toujours la facilité de renouveler l'air.

Une promenade lente, des exercices modérés sont toujours avantageux.

On doit prescrire, et surtout aux jeunes gens et aux personnes pléthoriques, un régime simple et léger, composé de viandes blanches, de végétaux d'une digestion facile et non accompagnée d'un dégagement considérable de gaz, conséquence ordinaire de l'ingestion de féculents.

Cependant, lorsque la maladie dure depuis un certain nombre d'années, les asthmatiques supportent ordinairement et exigent même une alimentation plus nourrissante, mais non pas, nous le répétons, trop abondante; celle-ci ne pourrait, dans tous les cas, que leur être nuisible. L'eau et les liqueurs aqueuses sont celles qui leur conviennent le mieux; il en est cependant qui prennent sans inconvénient, et même avec avantage, quelques boissons alcooliques, du café et du thé, mais à petites doses.

L'expérience de tous les jours signale l'exercice du cheval, pris avec modération, le mouvement communiqué par une voiture douce, la navigation, comme des moyens efficaces d'exciter la contractilité organique.

Les voyages sont encore éminemment utiles en ce qu'ils calment le trouble nerveux, et qu'ils rompent les habitudes du malade.

D'ailleurs, et c'est là un point de la plus haute importance, l'expérience même de l'asthmatique ne tarde pas à lui apprendre la température qui lui est favorable, l'exercice qui lui convient et les aliments qui n'ont pour lui aucune influence fâcheuse.

Le malade est ici, au point de vue du traitement hygiénique, son meilleur médecin.

En résumé, dans le traitement de l'asthme, deux points principaux doivent fixer l'attention du médecin : 1° combattre la violence des accès ; 2° en prévenir le retour.

Nous avons passé en revue, en nous efforçant de n'en oublier aucun, tous les moyens qui ont été proposés ou préconisés tour à tour. Quels sont ceux auxquels il faut donner la préférence ? Nous n'osons nous prononcer et nous en laissons juge le lecteur. Qu'on nous permette de dire, toutefois, que notre « poudre anti-asthmatique » est certainement, parmi les substances à employer, une des plus efficaces.

Dans l'intervalle des accès, nous recommanderons surtout de ne point oublier le traitement hygiénique.

TABLE DES MATIÈRES

Préface... 7
Historique, nature, définition de la maladie........................ 9
Anatomie pathologique... 19
Symptomatologie... 21
Diagnostic... 32
Pronostic... 37
Étiologie... 40
Observations... 42
Traitement... 55
— de l'accès... 55
— de la maladie elle-même... 59
— hygiénique... 66

www.ingramcontent.com/pod-product-compliance
Ingram Content Group UK Ltd.
Pitfield, Milton Keynes, MK11 3LW, UK
UKHW031943260826
14628UKWH00004B/1818

9 782019 664152